BEI GRIN MACHT SICH IHR WISSEN BEZAHLT

- Wir veröffentlichen Ihre Hausarbeit, Bachelor- und Masterarbeit

- Ihr eigenes eBook und Buch - weltweit in allen wichtigen Shops

- Verdienen Sie an jedem Verkauf

Jetzt bei www.GRIN.com hochladen und kostenlos publizieren

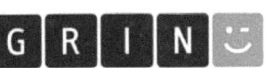

Katharina Grün

Alkoholprävention bei Kindern und Jugendlichen im Setting Schule

GRIN Verlag

Bibliografische Information der Deutschen Nationalbibliothek:

Die Deutsche Bibliothek verzeichnet diese Publikation in der Deutschen National-
bibliografie; detaillierte bibliografische Daten sind im Internet über http://dnb.d-
nb.de/ abrufbar.

Impressum:

Copyright © 2013 GRIN Verlag GmbH
Druck und Bindung: Books on Demand GmbH, Norderstedt Germany
ISBN: 978-3-656-70902-2

Dieses Buch bei GRIN:

http://www.grin.com/de/e-book/276614/alkoholpraevention-bei-kindern-und-
jugendlichen-im-setting-schule

GRIN - Your knowledge has value

Der GRIN Verlag publiziert seit 1998 wissenschaftliche Arbeiten von Studenten, Hochschullehrern und anderen Akademikern als eBook und gedrucktes Buch. Die Verlagswebsite www.grin.com ist die ideale Plattform zur Veröffentlichung von Hausarbeiten, Abschlussarbeiten, wissenschaftlichen Aufsätzen, Dissertationen und Fachbüchern.

Pädagogische Hochschule Heidelberg

Fakultät für Natur- und Gesellschaftswissenschaften

BA Gesundheitsförderung

Alkoholprävention bei Kindern und Jugendlichen im Rahmen des Settings Schule

Inhaltsverzeichnis

1. Einleitung

Nach Angaben der ersten Studie zur Gesundheit von deutschen Kindern und Jugendlichen, welche im Zeitraum von 2003-2006 vom Robert-Koch-Institut durchgeführt wurde (KiGGS-Studie), haben die meisten Kinder und Jugendlichen zwischen 12 und 17 Jahren bereits einmal Alkohol getrunken. Dabei ist zu beobachten, dass mit dem Alter auch die Menge des Alkohols zunimmt (Vgl. Kohler, Richter, Lampert, Mensink 2009). Die Zahlen des Alkoholkonsums sind nicht nur erschreckend, sondern ebenfalls höchst besorgniserregend. Diese zeigen die dringende Notwendigkeit auf, gezielte Maßnahmen zu entwickeln, welche sich nicht nur auf eine gezielte Minimierung des gesundheitsschädlichen Alkoholkonsums überhaupt, sondern ebenfalls darauf richten, Kinder und Jugendliche vor dem frühen Einstieg in den schädlichen Konsum zu bewahren. Diese wissenschaftliche Arbeit versucht der Frage nachzugehen, wie die Alkoholprävention im Setting Schule so gestaltet werden kann, dass diese erfolgreich ist und das Setting zu einem gesundheitsfördernden Setting wird. Damit das Handeln überhaupt erfolgreich sein kann, sind jedoch Strategien notwendig, welche nachhaltig, zielgruppengerecht und bedarfsorientiert sind. In der Gesundheitsförderung gilt der Setting-Ansatz als eine Kernstrategie bei der Umsetzung hin zu einem gesundheitsförderlichem Setting (Vgl. Grossmann, Scala 2011). Er geht in die Lebenswelt der Kinder und Jugendlichen hinein, in das System Schule, und will diese dort mithilfe eines systemischen Zugangs erreichen. Die Schule muss sich mit der Problematik des übermäßigen Alkoholkonsums beschäftigen, da sie ein ganz zentraler Ort für Kinder und Jugendliche ist. Eine Lebenswelt, in welcher sich diese einen Großteil ihres Lebens aufhalten, in der sie sich entwickeln und welche sie in ihrem alltäglichen Handeln prägt und beeinflusst. Kinder und Jugendliche erwerben außerdem bereits in ihrer frühen Kindheit Einstellungen, Wissen und bestimmte Verhaltensweisen bezüglich gesundheitsförderlichen Verhaltens. Diese bleiben in der Regel ein Leben lang bestehen. Um negativen Verhaltensweisen vorzubeugen, muss das Setting Schule also seiner Pflicht nachkommen, Kindern und Jugendlichen eine gute Grundlage zu vermitteln, welche zu eine gesundheitsförderlichen Einstellung führen kann (Vgl. Naidoo, Wills 2010). Damit eine gesunde, gute und ansprechende Lernumgebung entstehen kann, ist es erforderlich, dass das Wohlbefinden hoch und der Alltag in der Schule sicher, anregend und abwechslungsreich ist. Um dies zu erreichen, müssen Maßnahmen ergriffen werden, welche der Gesundheit dienen und wodurch die Zielsetzung einer gesundheitsförderlichen Lebensumwelt erreicht werden kann. Durch die gesundheitsfördernden Schulen wurde diesbezüglich bereits ein erstes Zeichen gesetzt für ein gesundheitsförderliches Setting.

Im Folgenden wird für das bessere Verständnis zunächst die Datenlage dargelegt, um aufzuzeigen, wie verbreitet die Problematik des Alkoholkonsums an Schulen ist und wie notwendig demzufolge die Intervention ist. Anschließend werden außerdem die Begrifflichkeiten des Settingansatzes und des Settings sowie der „Gesundheitsfördernden Schule" genauer definiert und festgelegt. Daraufhin wird der Versuch unternommen, den Settingansatz als eine mögliche Maßnahme zur Alkoholprävention von Kindern und Jugendlichen im Setting Schule näher zu erläutern. Zur Untermauerung und Verdeutlichung der Komplexität sowie zum Verständnis folgt daraufhin ein Praxisbeispiel. Schließlich folgt das Fazit, welches aufzeigen soll, welche Bedeutung und Relevanz das Thema der Alkoholprävention für die Gesundheitsförderung hat und welche Folgen sich daraus für die Arbeit mit der Zielgruppe ergeben.

2. Datenlage

Die nun folgende Datenlage des Alkoholkonsums soll aufzeigen, welche Ausmaße das Thema annimmt und wie wichtig es ist, Präventivmaßnahmen bei Kindern und Jugendlichen zu ergreifen.

Allgemein lässt sich feststellen, dass der Alkoholkonsum mit 75% unter den 12- bis 17-Jährigen sehr weit verbreitet ist. Außerdem lässt sich sowohl bezüglich des Alkoholkonsums als auch bezogen auf die erste Rauscherfahrung ein Unterschied zwischen männlichen und weilblichen Kindern und Jugendlichen feststellen (Vgl. Gabhainn, Molcho und Molcho 2006; BZgA 2008). Männliche Jugendliche trinken mehr und haben ihre ersten Rauscherfahrungen früher. Dies wird auch durch die Zahlen in Abbildung 1 bestätigt.

Hurrelmann, Klocke, Melzer und Ravens-Sieberer (2003) stellten zudem fest, dass bereits 13% der Jugendlichen Alkohol trinken, bevor das dafür gesetzlich vorgeschriebene Alter von 16 Jahren erreicht ist und im Jahr 2006 lag das Alter des Erstkonsum bei 13,2 Jahren und das durchschnittliche Alter des ersten

Alkoholrausches bei 13,9 Jahren (Vgl. Settertobulte, Richter 2007). Bei den 16- bis 17- Jährigen liegt der Alkoholkonsum bei 11% der Jungen und 6% der Mädchen sogar über einer Menge, die für Erwachsene als gesundheitsbedenklich zu bewerten ist. Zum Vergleich: bei erwachsenen Männern gelten mehr als 30 bzw. 40 Gramm Reinalkohol pro Tag und bei erwachsenen Frauen mehr als 20 Gramm Reinalkohol pro Tag als riskant. Die Angaben bezüglich eines gesundheitsschädigenden Konsums schwanken dabei jedoch (Vgl. Mayer, John 2002). Abbildung 1 und 2 zeigen in den Jahren 2004, 2005 und 2007 den durchschnittlichen Alkoholkonsum in verschiedenen Altersgruppen umgerechnet auf die Menge an Reinalkohol pro Woche. Sie zeigt außerdem, dass die männlichen Kinder und Jugendlichen in allen Altersgruppen mehr trinken. Nach einem Abfall des Konsums von 2004 auf 2005, hat der Konsum hingegen von 2005 bis 2007 wieder zugenommen. Weiterhin auffällig ist, dass es mit der gesetzlichen Erlaubnis Alkohol zu trinken einen gewaltigen Anstieg im Konsum gibt, jedoch haben auch schon die 12- bis 15- Jährigen einen zu hohen Konsum.

Bei der Gruppe der 12- bis 13- Jährigen ist anzumerken, dass es sich hierbei um einen hohen Konsum einiger weniger Kinder und Jugendlicher handelt, welcher dabei stark ins Gewicht fällt.

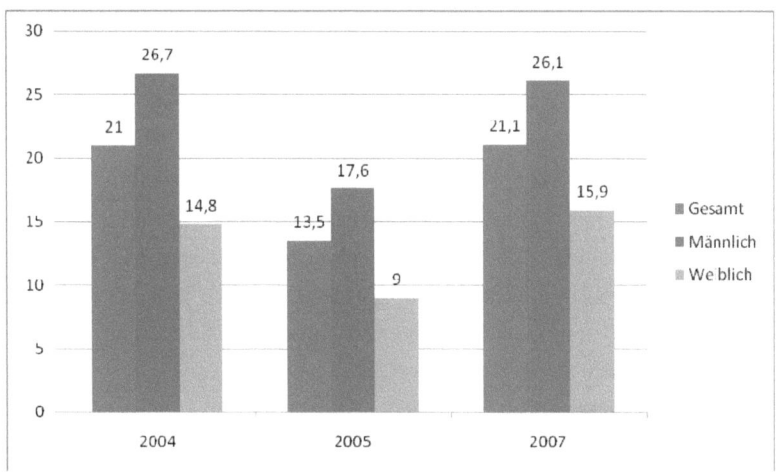

Abbildung 1: Durchschnittliche Menge des konsumierten Alkohols bei 12- 15-Jährigen (in Gramm Reinalkohol pro Woche) (Quelle: BZgA 2007)

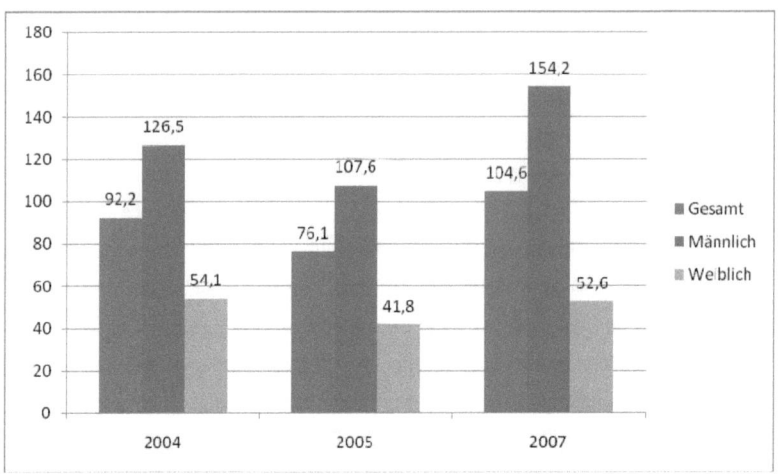

Abbildung 2: Durchschnittliche Menge des konsumierten Alkohols bei 16- 17-Jährigen (in Gramm Reinalkohol pro Woche) (Quelle: BZgA 2007)

3. Zusammenfassende Darstellung

3.1 Zum Begriff des Settingansatzes und des Settings

Der Settingansatz gilt in der Gesundheitspsychologie als wichtiger Ansatz. Er stellt den Handlungsansatz im Sinne der Gesundheitsförderung dar und zielt immer darauf, eine bestimmte Zielgruppe zu erreichen. Es ist der Versuch der Integration gesundheitlicher Gesichtspunkte in allen Bereichen einer Lebenswelt, eines so genannten Settings. Der ganzheitliche Ansatz sieht es vor, gesunde Arbeits- und Lebensbedingungen, eine gesundheitsfördernde Gesamtpolitik zu schaffen, sowie Gesundheitsförderung in das Qualitäts- und Evaluationsmanagment einzubringen. Dabei werden gesundheitsfördernde Potenziale, welche sich bereits in einem Setting vorfinden, genutzt und aktiviert. Die Mitglieder eines Settings gestalten ihre Umwelt selbst mit und beeinflussen so Gesundheitsbelastungen, Gesundheitsrisiken und Gesundheitsressourcen (Vgl. Naidoo, Wills 2010).

Der Ansatz ist in den 80er Jahren als Reaktion auf ein neues Bild von Gesundheit entstanden und orientiert sich an der „New Public Health". Während sich die dahin geltende „Old Public Health" an gesundheitlich unterversorgte Gruppen wand und sich am bio-medizinischen Modell orientierte, sieht die „New Public Health"

6

hingegen einen ganzheitlichen Zusammenhang von gesellschaftlichen, kulturellen, psychischen und sozioökonomischen Faktoren und wendet sich an alle Bevölkerungsgruppen. Auch Grossmann und Scala (2011) betonen, dass Gesundheitsprobleme immer auf einer wechselseitigen Beziehung zwischen den einzelnen Faktoren beruhen.

Das Setting selbst ist als die Lebenswelt definiert, in der sich Menschen aufhalten, lernen, leben, arbeiten und spielen, wie beispielsweise Betriebe, Stadtteile, Wohnviertel, Kommunen, Freizeiteinrichtungen, Krankenhäuser, Kindertagesstätten oder Schulen (WHO, 1986).

3.2 Zum Begriff der „Gesundheitsfördernde Schule"

Die Schule ist ein wichtiges Setting, weil Kinder und Jugendliche aller Schichten über einen langen Zeitraum gut erreichbar sind und so die Vermittlung eines gesundheitsbewussten Verhaltens stattfinden kann (Vgl. Naidoo, Wills 2010).

Gesundheitsförderung an Schulen ist jedoch nicht immer so leicht. Dür spricht davon, dass es sich dabei um Systeme mit bereits fest verankerten Strukturen handelt, sodass eine gewisse Resistenz gegenüber Veränderungen besteht (Vgl. Dür 2011). Aus diesem Grund waren bisherige Versuche der nachhaltigen Gesundheitsförderung nur bedingt erfolgreich, da die Organisationsstrukturen außer Acht gelassen wurden und es sich um paternalistische, verhaltenspräventive Ansatze mit pathogenetischen Grundsätzen handelte (Vgl. Hurrelmann 2006, Dürr 2008).

In einem „Gesundheitsfördernden Setting" geht es jedoch um den partizipialen Ansatz und die Frage, was die Menschen in einem Setting selbst für die Gesunderhaltung tun können und wie ihnen die Gesundheitsförderung dabei helfen kann. Der Settingansatz setzt dem bisherigen Ansatz einen neuen entgegen, denn der Settingansatz ist dem partizipativen, verhältnispräventiven und salutogenetischen Grundgedanken verpflichtet. Dabei geht er außerdem davon aus, dass in jeder Umwelt Ressourcen vorhanden sind, welche genutzt werden sollen. Durch diese Ressourcen sollen Defizite ausgeglichen werden.

Blättner und Waller (2011) sprechen davon, dass es in Deutschland bisher kein spezielles Fach für die gesundheitliche Erziehung gibt und diese meist im Biologie-

und Sportunterricht verankert ist. Außerdem unterteilen sie in vier Dimensionen, welche wichtig für die „Gesundheitsfördernde Schule" sind:

1.)curriculare Dimension: Einbindung von Informationen bezüglich der Gesundheit im Sinne des „Health-Literacy-Konzepts" in den Unterricht

2.)soziale Dimension: Beachtung und Umfassung des Arbeitsplatzes sowie des Lernorts Schule

3.)ökologische Dimension: Betrachtung der räumlichen Beschaffenheit von Schule, Klassenraum und Schulhof

4.)Gemeindedimension: Öffnung der Schule und deren Verzahnung mit den Lebensbereichen der umliegenden Gemeinde

Ausgehend von dem gemeinsamen Projekt „Schools für Health in Europe" von WHO, Europäischer Union und Europarat, an dem 43 Länder beteiligt waren, wurden Untersuchungen bezüglich des Nutzen und Wirken von Netzwerken unternommen. bei wurde klar, dass es sich sinnvolle Innovations- und Unterstützungshilfen handelt. Fünf Bereiche sind hervorzuheben, in denen das Konzept gut umgesetzt werden konnte:

1.)Verbesserung der baulichen Substanz und des schulischen Umfeldes

2.)Programme zur gezielten Bearbeitung unterschiedlicher Themen

3.)Aufbau demokratischer Schulstrukturen

4.)Weiterbildungen für Lehrpersonen

5.)Entwicklung der Schulorganisation und Schulkultur

Abbildung 3 verdeutlicht den komplexen Zusammenhang innerhalb des Systems Schule. Ausgehend von der Schule als Zentrum des Geschehens, zeigt sich, was alles zu einem gesundheitsfördernden Setting gehört. Neben der physischen Umwelt gehört auch die Veränderung interner Strukturen dazu. Jedes Mitglied eines Settings hat unterschiedliche Ressourcen und Spielräume zur Verfügung und muss beachtet werden.

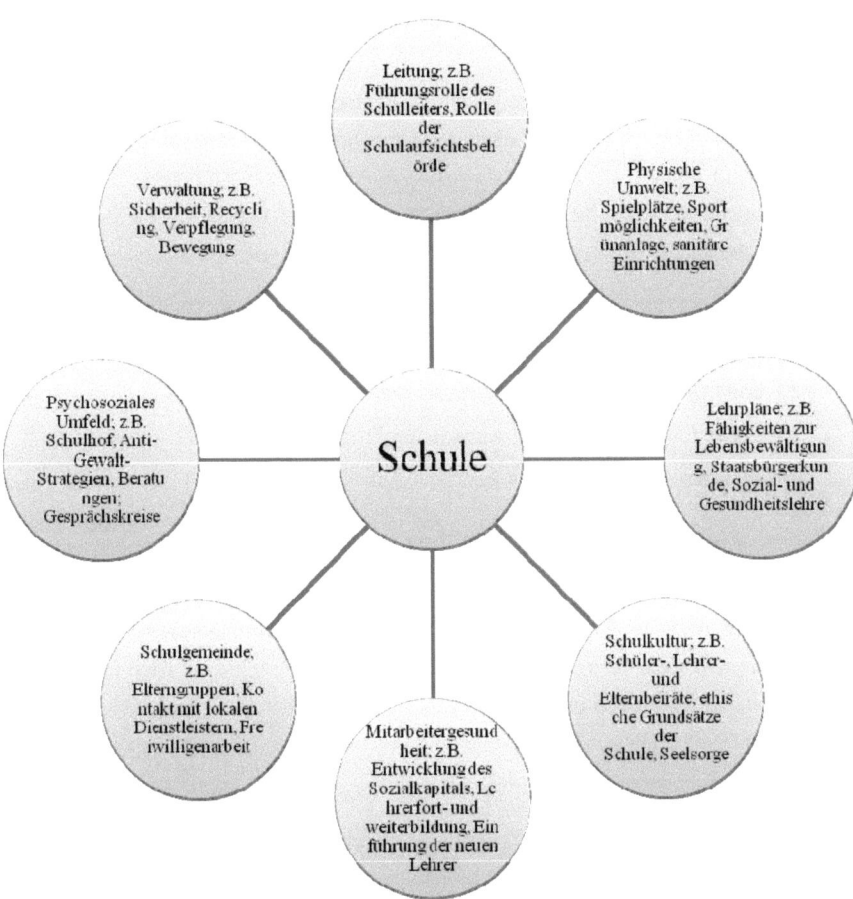

Abbildung 3: Die "Gesundheitsfördernde Schule" (Quelle: Naidoo, Wills 2010)

4. Der Settingansatz als mögliche Maßnahme zur Alkoholprävention

Der Settingansatz kann unter bestimmten Bedingungen eine mögliche Maßnahme zur Prävention von gesundheitsschädigendem Alkoholkonsum sein. Eine Alkoholprävention soll zur Gesundheitsförderung und -erhaltung beitragen. Gesundheitsförderung kann nach dem Grundsatz der Ottawa-Charta jedoch nur dann stattfinden, wenn die folgenden fünf Prinzipien der Gesundheitsförderung erfüllt sind:

1.) Umfassung der ganze Bevölkerung , nicht nur spezifischer Risikogruppen

2.) Beeinflussung der Bedingungen und Ursachen von Gesundheit

3.) Verbindung verschiedener, einander ergänzender Maßnahmen und Ansätze

4.) konkrete und wirkungsvolle Beteiligung der Öffentlichkeit

5.) Aufgabe im Gesundheits- und Sozialbereich; keine medizinische Dienstleistung

Weiterhin besagen die Handlungsstrategie der Gesundheitsförderung, dass die Mitglieder eines Settings befähigt werden sollen, eigene Interessen vertreten zu können, sowie die Vermittlung und Vernetzung der Beteiligten auf allen Ebenen zu erzielen, von der Regierung über Verbände und Institutionen bis hin zu Medien und Industrie (Vgl. Blättner, Waller 2011).

Für das Setting Schule bedeutet das neben der gesundheitsförderlichen Unterrichtsgestaltung, auch Maßnahmen bezogen auf die räumliche Gestaltung durchzuführen, Kommunikation entstehen zu lassen, die organisatorischen sowie sozialen Strukturen zu beachten und die Gestaltung der Nahrungsversorgung zu betrachten.

Zunächst wird dadurch möglicherweise der Eindruck vermittelt, dass sich der Settingansatz gegen das Prinzip der individuellen Verwirklichung stellt. Betrachtet man diesen Ansatz jedoch genauer, erkennt man, dass dem nicht so ist. Vielmehr wird die Einfluss-, Beteiligungs- und Wahlmöglichkeit der Menschen innerhalb eines Settings erhöht und Platz für alternative Verhaltensweisen geschaffen, da der verhältnispräventive Ansatz die Rahmenbedingungen verändern möchte (Vgl. Grossmann, Scala 2011).

Während das Setting als „Organisationssystem" zu sehen ist, ist die Gesundheitsförderung primär als Organisationsentwicklung durch

1.) tägliche gesundheitsförderliche Aktivitäten

2.) volle Partizipation aller Statusgruppen [1]

3.) Evaluation der eingeführten Maßnahmen

zu verstehen. Um die vollständige Partizipation aller Kinder und Jugendlichen zu erreichen, ist es unumgänglich, darauf zu schauen, wie sich deren Alltag gestaltet. Eine Organisationsentwicklung kann nur durch die Bedarfs- und Bedürfnisorientierung der Kinder und Jugendlichen erfolgreich sein.

Durch die Schaffung gesundheitsförderlicher Lebenswelten, sowie der Vermittlung eines gesundheitsbewussten Verhaltens und der gesundheitsgerechten Gestaltung von Lernprozessen (Vgl. Bröskamp 1994) erreicht die Kinder und Jugendlichen das Gefühl der Handhabbarkeit, Sinnhaftigkeit und Machbarkeit – das Kohärenzgefühl. Ohne das Kohärenzgefühl kann keine Salutogenese entstehen (Vgl. Walder 2008). Eine solche ressourcenorientierte Gesundheitspädagogik ist unumgänglich für die Aktivierung und Entwicklung von Ressourcen und kann nur erreicht werden, wenn die Kinder und Jugendlichen das Gefühl haben, dass ihr alltägliches Leben mit all seinen schwierigen Situationen zu meistern ist, alles Handeln einen Sinn ergibt, nachvollziehbar und machbar ist. Durch die Veränderung der Rahmenbedingungen werden Handlungsalternativen für Kinder und Jugendliche geschaffen. Sie entdecken, dass sie Probleme im Alltag selbstbestimmt und eigenverantwortlich lösen können und das Gefühl der Kohärenz wird wiederum gestärkt. Dies führt dann schließlich dazu, dass sich Ressourcen festigen können und als solche auch genutzt werden können (Vgl. Knörzer, Rupp 2011).

Dennoch muss der Settingansatz auch kritisch gesehen werden. Der Grundgedanke ist folgender: Gesundheit, das höchste Gut, gilt es, zunächst einmal herzustellen und daraufhin aufrechtzuerhalten. Dadurch ist alles in gewisser Weise normativ durchsetzt und fast automatisch mit moralischen Verknüpfungen verbunden. Eine solche normative Grundeinstellung bringt Probleme mit sich. Während man mit

---

[1] Aufgrund der vorliegenden Thematik werden hier nur Kinder und Jugendliche benannt, wenngleich das Setting Schule mehr Statusgruppen vorzuweisen hat.

einem übergewichtigen Menschen beispielsweise oft Eigenschaften wie Antriebslosigkeit, Faulheit und Inkonsequenz verbindet, sind es Eigenschaften wie Sportlichkeit und Leistungsbereitschaft, die mit einem schlanken Menschen verbunden werden. So wird auch die Modellvorstellung eines idealen Kindes beziehungsweise Jugendlichen entwickelt. Dabei wird die Pluralität von Menschen oft unberücksichtigt gelassen, sodass sich Kinder und Jugendliche mit anderen Einstellungen bezüglich Kultur, Ethik oder Religion in eine Außenseiterrolle gedrängt fühlen. Manche Kinder und Jugendlichen können bestimmte Maßnahmen, die im Rahmen des gesundheitsfördernden Settings durchgesetzt werden sollen, aufgrund dessen nicht erfüllen. Es folgt eine Provokation aufgrund der in gesundheitsfördernder Absicht durchgeführten pädagogischen Absichten, was demzufolge nicht zu einer gesundheitsfördernden Umgebung führt. Weiterhin besteht die Gefahr des „Blaming the victim". Dabei sollen Zielgruppen eine Veränderung in Bereichen herbeiführen, welche sie selbst gar nicht verändern oder beeinflussen können oder für dessen Verursachung sie nichts können (Vgl. Bittlingmayer, Sahrai, Schnabel 2009).

5. Praxisbeispiel

Das Programm „Klasse 2000" wird vom Verein Programm Klasse 2000 e.V. durchgeführt, richtet sich an Kinder von der 1. bis zur 4. Klasse und ist deutschlandweit das größte Programm zur Gesundheitsförderung, Sucht- und Gewaltprävention für Kinder der Grundschule.[2]

„Wir möchten, dass Kinder ihren Körper kennen lernen, um ihn – auch in späteren Lebensphasen – schützen zu können. Kinder sollen frühzeitig erfahren, wie viel Spaß es macht, gesund zu sein und was sie selbst dafür tun können, dass es ihnen gut geht." – Univ.-Doz. Dr. med. Pàl Bölcskei, Initiator „Klasse 2000".

Vor allem das in der Kindheit Erlernte und Erlebte ist prägend für das spätere Leben und einmal erlernte Verhaltensweisen sind schwer wieder abzulegen.

Um negativen Verhaltensweisen entgegen zu wirken, sollte Gesundheitsförderung daher so früh wie möglich ansetzen. Durch die spielerische Vermittlung von

---

[2] alle hier erwähnten Beschreibungen bezüglich eines bestimmten Verhaltens oder Ähnlichem unterliegen den Informationen und Aussagen des Programms „Klasse 2000" und werden ohne zusätzliche Erklärungen dargestellt. Weitere Informationen sind unter www.klasse2000.de verfügbar.

gesundheitsbewusstem Verhalten wird die Persönlichkeit und das Wohlbefinden gestärkt, sodass der Alltag besser bewältigen werden kann. Der Einsatz erlebnis- und handlungsorientierter Methoden, wie beispielsweise Diskussionsrunden oder Rollenspiele tragen dazu bei, dass die Kinder unbewusst eine Verhaltens- und Einstellungsänderung erleben. Das Programm verfolgt dabei fünf Ziele:

1.)Entdeckung des eigenen Körpers und seiner Funktionen auf spielerische Art

2.)Vermittlung von gesundheitsförderlichem Essen und Trinken

3.)Entwicklung persönlicher und sozialer Kompetenzen

4.)Thematisierung des kritischen Umgangs mit Alkohol, Tabak und Medien

5.)Betrachtung der Verhältnisse und Verhaltens der Kinder und ihrem Umfeld

Der ganzheitliche Settingansatz des Programms spiegelt sich in seiner Umsetzung wider: neben den Zielen, geht es auch um die Förderung von Gesundheitsbewusstsein und Lebenskompetenzen. Das Kind wird nicht alleine betrachtet, sondern immer im Kontext der Schule. Weiterhin sollen die Kinder so geschult werden, dass sie über die gesundheitsschädigenden Wirkungen der übermäßige Alkohol- und Drogenkonsum Bescheid wissen. Ist das gesundheitsbewusste Verhalten bei Kindern stark ausgeprägt, greifen diese seltener zu gesundheitsschädigenden Substanzen. Hierbei handelt es sich um einen partizipalen Ansatz, denn durch die Vermittlung einer positiven Einstellung gegenüber dem eigenen Körper und der Gesundheit, wird den Kindern aufgezeigt, dass sie selbst etwas zur Gesunderhaltung beitragen können. Auch hier zeigt sich wieder ein Merkmal des gesundheitsfördernden Settings. Für das Mitwirken bei der Umsetzung von Unterrichtsstunden innerhalb der Klassen arbeiten Gesundheitsförderer mit den Schülern und Schülerinnen zusammen.

Ein weiterer Vorteil des Programms liegt in seiner Intensität. Es ist wissenschaftlich belegt, dass Programme mit einer Stundenzahl von mehr als 10 Stunden erfolgreicher sind, als jene, die kürzer sind. Entsprechend der Jahrgangsstufe sind die Stunden altersgerecht mit unterschiedlichen Themen gefüllt. Jedoch werden in jeder Jahrgangsstufe die Bereiche Körperwahrnehmung, Bewegung und soziale Kompetenzen behandelt.

Längsschnittstudien[3] zeigen, dass Kinder, die am Programm teilnahmen, seltener rauchen, weniger trinken, gesundheitliche Risiken des Zigarettenkonsums höher einschätzen und einen besseren Umgang mit Stress sowie eine bessere Konfliktlösefähigkeit besitzen. Weiterhin ist Folgendes festzuhalten:

1.) *Zunahme der teilnehmenden Klassen von anfangs 234 (1991/2) auf 18.376 (2012/13)*

2.) *Teilnahme von bundesweit bisher mehr als 38.000 Klassen (seit Beginn 1991/92)*

3.) *Teilnahme von 3.349 Klassen (2012/13) alleine in Baden-Württemberg*

(Stand 30.06.2013)

Das Praxisbeispiel Klasse 2000 ist offenkundig ein Beleg für den Erfolg solcher Maßnahmen und kann als Vorbild für weitere solche Projekte dienen. (Vgl. Klasse 2000).

6. Fazit

Aufgrund zunehmender Zahlen bezüglich des gesundheitsgefährdenden Alkoholkonsums von Kindern und Jugendlichen ist hier das präventive Eingreifen dringend erforderlich, um den Konsum zu minimieren beziehungsweise das sehr bedenkliche Alter des Erstkonsums deutlich zu erhöhen. Schon in der Kindheit werden die grundlegenden Weichen dafür gestellt, wie im weiteren Lebensverlauf mit dem Thema Gesundheit umgegangen wird. Nur, wenn man sich rechtzeitig und sinnvoll mit dem Thema Alkoholprävention beschäftigt, kann einem gesundheitsschädigenden Verhalten entgegen gesteuert werden. Aus diesem Grund ist es unabdingbar, Kinder und Jugendliche möglichst früh zu erreichen. Diese wissenschaftliche Arbeit hat versucht, der Frage nachzugehen, wie ein solches Eingreifen in Form der Alkoholprävention gestaltet werden muss, damit es

---

[3] Die Studie aus Mitteln des Vereins Programm Klasse2000 e.V., IFT-Nord finanziert; Kiel, Januar 2012; um die Auswirkung von „Klasse2000" nach der Grundschule zu untersuchen, wurde im Herbst 2009 eine Stichprobe von Grundschulkindern aus Hessen, die von 2004/2005 bis 2007/2008 an der Studie zur Evaluation teilnahmen, in der 6. Klasse, ca. 16 Monate nach Beendigung der Maßnahme, befragt. Es zeigten sich mittelfristige Auswirkungen vor allem auf den Konsum von Substanzen, weniger auf andere Gesundheitsverhaltensweisen oder Lebenskompetenzen. Die vorliegende Studie zeigt die gleiche Stichprobe im Frühsommer 2011, drei Jahre nach Beendigung der Maßnahme. Quelle: http://www.klasse2000.de/downloads/Laengsschnittstudie-Kurzfassung-2-Nachbefragung.pdf.

erfolgreich und nachhaltig sein kann. Dabei wurde zunächst einmal festgestellt, dass sich vor allem die Schule gut als ein Setting zur Alkoholprävention eignet, da hier die Zielgruppe der Kinder und Jugendlichen besonders gut und lang erreicht werden kann. Erfahrungen haben gezeigt, dass bisherige Versuche, Präventivmaßnahmen in Schulen durchzuführen, viel zu sehr auf eine Problemstellung wie beispielsweise „nur" Rauchen fokussiert und daher nur bedingt erfolgreich waren. Durch den Settingsansatz, als verhältnispräventive Intervention, soll eine Veränderung der Rahmenbedingungen erzielt werden. Hier wird nicht das Individuum in den Vordergrund gestellt, sondern viel mehr alle Faktoren, die mit diesem zusammenhängen und dieses umgeben. Dadurch werden alternative Handlungsmöglichkeiten für Kinder und Jugendliche geschaffen und die Möglichkeiten alternativer Verhaltensweisen vergrößert. Dabei steht vor allem auch die Ressourcenstärkung und -aktivierung im Vordergrund, wodurch Kinder und Jugendliche erfahren, dass sie ihren Alltag selbstständig und selbstbestimmt bewältigen können. Daraus resultiert wiederum, dass ihr Kohärenzgefühl gestärkt wird. Ressourcen werden als erfolgreich nutzbare Fähigkeiten gespeichert und können in erforderlichen Situationen immer wieder aufgegriffen werden. Das wiederum trägt zur Salutogenese bei.

Für die zielgruppenorientierte Arbeit mit Kindern und Jugendlichen im Setting Schule bedeutet das konkret, dass es sich um bedarfs- und bedürfnisorientierte Angebote handeln muss, welche alle Mitglieder des Setting einbinden und ihnen die Möglichkeit der Einfluss-, Beteiligungs- und Wahlmöglichkeit der Menschen innerhalb eines Setting geben. Vor allem bei Kindern und Jugendlichen reicht es nicht, reine Maßnahmen aufzustellen. Es ist notwendig, sich anzuschauen, wie deren Alltag aussieht. Über die Verhaltensänderung einzelner Schüler und Schülerinnen erreicht man es nicht, eine effektive Alkoholprävention durchzuführen, sondern darüber, dass die grundlegenden Rahmenbedingungen, welche diese Schüler und Schülerinnen in der Schule umgeben, verändert werden. Schließlich hat es immer eine Ursache, weswegen Menschen Alkohol trinken. Eine gesundheitsfördernde Umgebung in Settings, wie hier der Schule, ist die Grundlage dafür und muss geschaffen werden. Es bedarf einer Lernumgebung, in der sich Kinder und Jugendliche wohlfühlen. Dies geschieht durch ansprechende Räumlichkeiten, eine Umgebung, in der sich alle sicher fühlen und Kommunikation zwischen allen Beteiligten herrscht. Die Präventivmaßnahmen innerhalb einer Schule funktionieren nicht über die bloße Aufklärung von Risiken. Es bedarf immer einer Sichtweise, welche die Dinge in alle seinen Details in dem gesamten Setting Schule begreift.

Literaturverzeichnis

1. Bittlingmayer, U. H, Sahrai, D., Schnabel, P. (2009). Normativität und Public Health: Vergessene Dimensionen gesundheitlicher Ungleichheit (Gesundheit und Gesellschaft). Wiesbaden: Verlag für Sozialwissenschaften.

2. Blättner, B., Waller, H. (2011). Gesundheitswissenschaft. Eine Einführung in Grundlagen, Theorie und Anwendungen. Stuttgart: Kohlhammer.

3. Bröskamp, U. (1994). Gesundheit und Schule. Beitrag zu einer neuen Perspektive der Gesundheitsförderung. Bonn: Bundesministerium für Bildung und Wissenschaft.

4. Bundeszentrale für gesundheitliche Aufklärung (2007). Kurzbericht Juni 2007, Alkoholkonsum der Jugendlichen in Deutschland 2004 bis 2007. Ergebnisse der Repräsentativbefragungen der Bundeszentrale für gesundheitliche Aufklärung. Köln.

5. Bundeszentrale für gesundheitliche Aufklärung (Hrsg) (2008). Die Drogenaffinität Jugendlicher in der Bundesrepublik Deutschland 2008. Alkohol-, Tabak- und Cannabiskonsum. Erste Ergebnisse zu aktuellen Entwicklungen und Trends. Köln: Bundeszentrale für gesundheitliche Aufklärung.

6. Dür, W. (2008). Gesundheitsförderung in der Schule. Empowerment als systemtheoretisches Konzept und seine empirische Umsetzung. Bern: Hans Huber.

7. Dür, W., Felder-Puig, R. (2011). Lehrbuch schulische Gesundheitsförderung. Bern: Hans Huber.

8. Gabhainn, S., Molcho C., Molcho, M. (2006). Health Behaviour in School-aged Children (HBSC) Study 2006. Verfügbar unter: http://www.nuigalway.ie/hbsc/hbsc_2006.html (Zugriff am 19.08.2013)

9. Grossmann, R., Scala, K. (2011). Ein Konzept zur Gesundheitsförderung durch Organisationsentwicklung und Projektmanagment. Weinheim/München: Juventa.

10. Hurrelmann, K., Klocke, A., Melzer, W., Ravens-Sieberer, U. (2003). Jugendgesundheitssurvey. Internationale Vergleichsstudie im Auftrag der Weltgesundheitsorganisation WHO. Weinheim: Juventa: 243-299.

17

11. Hurrelmann, K. (2006). Gesundheitssoziologie. Eine Einführung in sozialwissenschaftliche Theorien von Krankheitsprävention und Gesundheitsförderung. Weinheim/München: Juventa.

12. Hurrelmann, K., Laaser, U., Razum, O. (2006). Handbuch der Gesundheitswissenschaften. Weinheim/München: Juventa.

13. Knörzer, W., Rupp, R. (2011). Gesundheit ist nicht alles – was ist sie dann? Gesundheitspädagogische Antworten. Hohengehren: Schneider.

14. Kohler, S. , Richter, A. , Lampert, T., Mensink, GBM. (2009). Abteilung für Epidemiologie und Gesundheitsberichterstattung. Robert Koch-Institut. Berlin. Bundesgesundheitsblatt 2009. :745–752; DOI 10.1007/s00103-009-0876-7. Online publiziert: 12. Juni 2009; © Springer-Verlag 2009

15. Lampert, T., Thamm, M. (2007) Tabak-, Alkohol- und Drogenkonsum von Jugendlichen in Deutschland. Ergebnisse des Kinder- und Jugendgesundheitssurveys (KiGGS). Bundesgesundheitsblatt – Gesundheitsforschung – Gesundheitsschutz 50 (5/6): 600–608

16. Meyer, C., John, U. (2002). Alkohol – Zahlen und Fakten zum Konsum. In: DHS (Hrsg.). Jahrbuch Sucht 2003. Geesthacht: Neuland Verlag.

17. Naidoo, J. , Wills, J. (2010). Lehrbuch der Gesundheitsförderung. In: Bundeszentrale für gesundheitliche Aufklärung (Hrsg.). Werbach: Verlag für Gesundheitsförderung G. Conrad.

18. Richter, M. & Settertobulte, W. (2003). Gesundheits- und Freizeitverhalten von Jugendlichen. In: Hurrelmann, K. et al. (Hrsg.). Jugendgesundheitssurvey. Weinheim: Juventa: 99-157.

19. Settertobulte, W., Richter, M. (2007). Aktuelle Entwicklungen im Substanzkonsum Jugendlicher: Ergebnisse der „Health Behaviour in School-aged Children (HBSC)" Studie 2005/2006, In: Mann, K., Havemann-Reineke, U., Gassmann, R. (Hrsg.). Jugendliche und Suchtmittelkonsum. Trends – Grundlagen – Maßnahmen. Freiburg: Lambertus: 7-27.

20. Walder, A. (2008). Salutogenese in der Schule. Eine Untersuchung zum Zusammenhang von Schul- und Klassenklima, Kohärenzgefühl sowie sozialer Unterstützung in Bezug auf die physische Gesundheit von Schülern und Lehrern aus den Bereichen Hauptschule und Höhere Technische Lehranstalt. Saarbrücken: VDM Verlag Dr. Müller.

21. WHO (1986). Ottawa-Charta zur Gesundheitsförderung (pdf-Dokument). Verfügbar unter: http://www.euro.who.int/AboutWHO/Policy/20010827_2?language=German (Zugriff am: 20.08.2013)

22. Klasse2000 e.V. Verein Programm Klasse2000 e.V. Stark und gesund in der Grundschule. Gesundheitsförderung in der Grundschule. Gewaltvorbeugung und Suchtvorbeugung.